Cancer du col de l'utérus

Tout ce que tu as besoin de savoir

Dr Sheila Harrison

Clause de non-responsabilité

Ce contenu sert à fournir des informations générales sur la maladie et vise à vous permettre de demander une assistance médicale rapide si nécessaire pour prévenir les complications. Il est essentiel de souligner que ces informations ne remplacent pas la consultation d'un médecin qualifié. Le domaine de la science médicale est en constante évolution et, en raison de la nature dynamique des connaissances médicales, nous vous recommandons de demander l'avis d'un expert si vous rencontrez des incohérences ou si vous avez l'intention de prendre des mesures sur la base des informations contenues dans ce contenu. Ne négligez jamais les conseils médicaux professionnels et ne retirez jamais le traitement en fonction de quelque chose que vous avez lu en ligne, y compris ce document, ou de toute autre source en ligne. N'oubliez jamais qu'Internet ne peut pas vous guérir ; la guérison passe plutôt par les conseils de professionnels de la santé et par la providence de Dieu.

Table des matières

Introduction

Le cancer du col de l'utérus est la troisième tumeur maligne la plus répandue chez les femmes dans le monde. L'incidence du cancer invasif du col de l'utérus a diminué régulièrement aux États-Unis au cours des dernières décennies ; cependant, il reste à des niveaux élevés dans de nombreux pays en développement. Le changement de tendance épidémiologique aux États-Unis a été attribué au dépistage massif par les tests Papanicolaou (Pap), qui permettent la détection et le traitement des maladies pré invasives.

La reconnaissance du rôle étiologique de l'infection par le virus du papillome humain (VPH) dans le cancer du col de l'utérus a conduit à recommander l'ajout du test VPH au schéma de dépistage chez les femmes âgées de 30 à 65 ans (voir Bilan). Cependant, les femmes qui présentent des symptômes, des résultats de tests de dépistage anormaux ou une lésion macroscopique du col de l'utérus sont mieux évaluées par colposcopie et biopsie.

Section 1
Le col de l'utérus

Le col de l'utérus est la partie inférieure ou le col de l'utérus [l'organe dans l'abdomen d'une femme où se développe le bébé lorsqu'elle est enceinte], qui relie l'utérus au vagin [le passage menant du col à l'extérieur du corps]. Le développement du cancer dans les cellules tapissant le col de l'utérus [la muqueuse de la partie inférieure de l'utérus qui s'ouvre dans le vagin] fait référence au cancer du col de l'utérus, qui est l'un des types de cancer les plus courants chez les femmes dans le monde.

Le développement du cancer du col de l'utérus peut survenir en raison d'une infection par le virus du papillome humain (VPH) [un virus qui se propage par contact sexuel ou même par contact normal et peut provoquer des modifications dans les cellules du col de l'utérus]. Il se transmet par contact sexuel et provoque des mutations dans les cellules cervicales lorsqu'il est infecté.

Bien que très fréquent chez les femmes en âge de procréer, le développement du cancer peut être facilement évité si la vaccination et le dépistage précoce de la maladie sont effectués. Dans cet article, nous discuterons des symptômes, des causes, des facteurs de risque et d'autres aspects du cancer du col de l'utérus.

Section 2

Types de cancer du col de l'utérus

Le cancer du col de l'utérus peut être classé en trois types en fonction du type de cellules cervicales touchées :

- **Carcinome squameux:**Ce type de cancer se développe dans les cellules plates du col de l'utérus.

- **Adénocarcinome:** Cette forme de cancer prend son origine dans les cellules sécrétant du mucus du col de l'utérus.

- **Carcinome mixte:** Dans certains cas, les deux types de cellules peuvent être impliqués dans le développement du cancer.

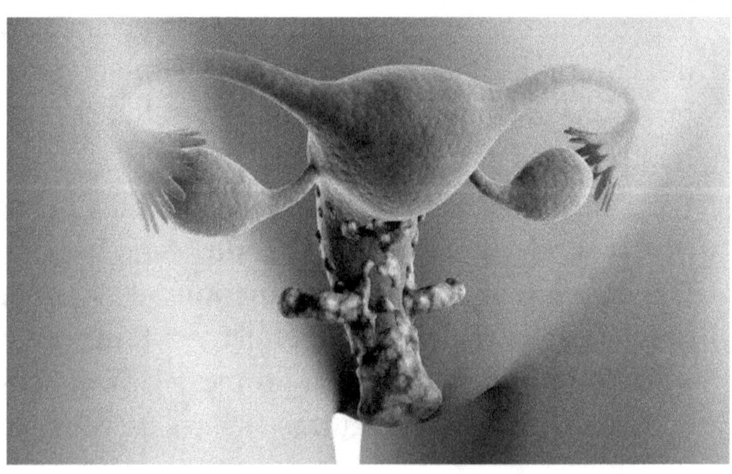

Section 3
Symptômes du cancer du col de l'utérus

Le cancer du col de l'utérus prend naissance dans le col de l'utérus, la partie la plus basse de l'utérus reliée au vagin. Ce type de cancer est principalement déclenché par des souches spécifiques du virus du papillome humain (VPH), qui est une infection sexuellement transmissible. Le VPH peut s'infiltrer dans l'environnement protecteur du vagin, entraînant une infection. Le cancer du col de l'utérus étant lié à une infection sexuellement transmissible, il est essentiel de donner la priorité à une bonne hygiène féminine. Mais qu'est-ce que cela implique ? L'hygiène vaginale dépend en grande partie de votre âge. La clé est de maintenir un environnement vaginal sain en préservant les bons niveaux d'acidité et en veillant à ce que vos pertes vaginales restent constantes, sans odeurs inhabituelles.

Le vagin a naturellement un environnement acide, généralement avec un pH compris entre 3,8 et 4,5. Cette acidité aide à prévenir les infections bactériennes et fongiques. De plus, le vagin évacue régulièrement les cellules mortes du col utérin et du vagin. Cependant, si vous remarquez un écoulement inhabituel ou si vous constatez un changement dans l'odeur vaginale,

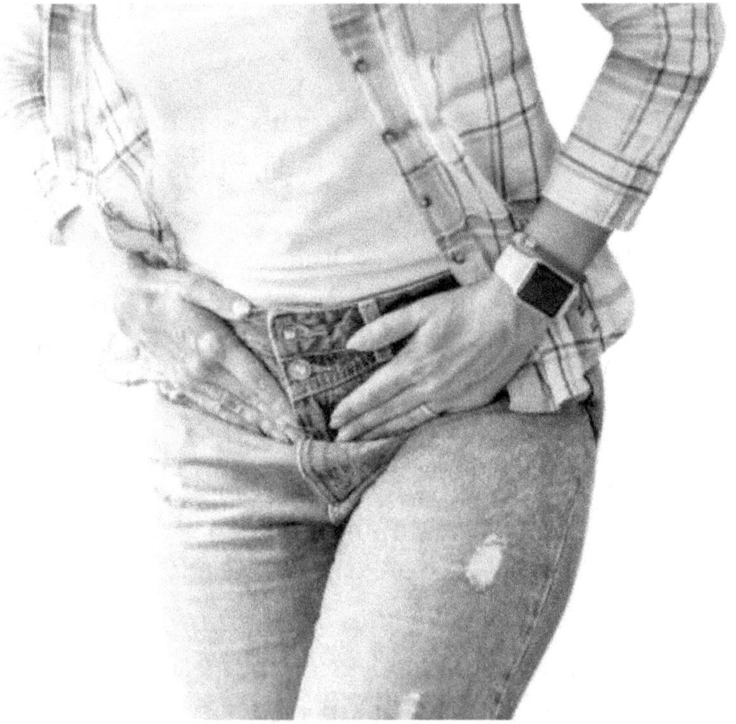

Il est important de consulter un médecin. Parfois, des signes de cancer du col de l'utérus peuvent apparaître lorsqu'une routine vaginale saine n'est pas maintenue.

- Saignement après un rapport sexuel, un examen pelvien ou une douche vaginale.
- Une alimentation malsaine.
- Saignements après vos règles.
- Règles très abondantes.

- Plus de pertes vaginales ou une odeur différente.
- Saignements après la ménopause (lorsque vos règles se sont arrêtées).
- Douleur dans le bassin ou dans le bas du dos.
- Douleur pendant les rapports sexuels.
- Décharge blanche.
- Beaucoup de pertes vaginales nauséabondes.
- Douleur dans le bas de l'abdomen.

Si vous ressentez ces symptômes et n'êtes pas sûre de votre hygiène féminine, il est préférable de consulter un gynécologue. Le cancer du col de l'utérus peut être traité s'il est détecté tôt. N'hésitez pas à décrire vos symptômes au médecin, même s'ils ne semblent pas graves.

Section 4
Causes et facteurs de risque

Le cancer du col de l'utérus est principalement causé par une infection par le virus du papillome humain (VPH), qui entraîne des mutations dans les cellules du col de l'utérus, pouvant potentiellement entraîner un cancer. Il est important de noter que toutes les personnes infectées par le VPH ne développeront pas un cancer. Dans environ 95 % des cas, le VPH peut provoquer des verrues génitales, qui disparaissent généralement d'elles-mêmes. Cependant, dans les 5 % des cas restants, cela peut entraîner des modifications cellulaires et le développement d'un cancer.

Plusieurs facteurs augmentent le risque d'infection par le VPH :

- S'engager dans une activité sexuelle avec plusieurs partenaires.
- Exposition sexuelle précoce avant l'âge de 16 ans.
- Utiliser la pilule contraceptive pendant une période prolongée, généralement plus de 5 ans.
- Avoir un système immunitaire affaibli.
- Une histoire de tabagisme.
- Grossesses multiples ou grossesses précoces.

- Ne pas utiliser de préservatifs pendant les rapports sexuels.
- Une histoire familiale de cancer du col de l'utérus.

Ces facteurs peuvent augmenter le risque d'infection par le VPH et, par conséquent, de cancer du col de l'utérus.

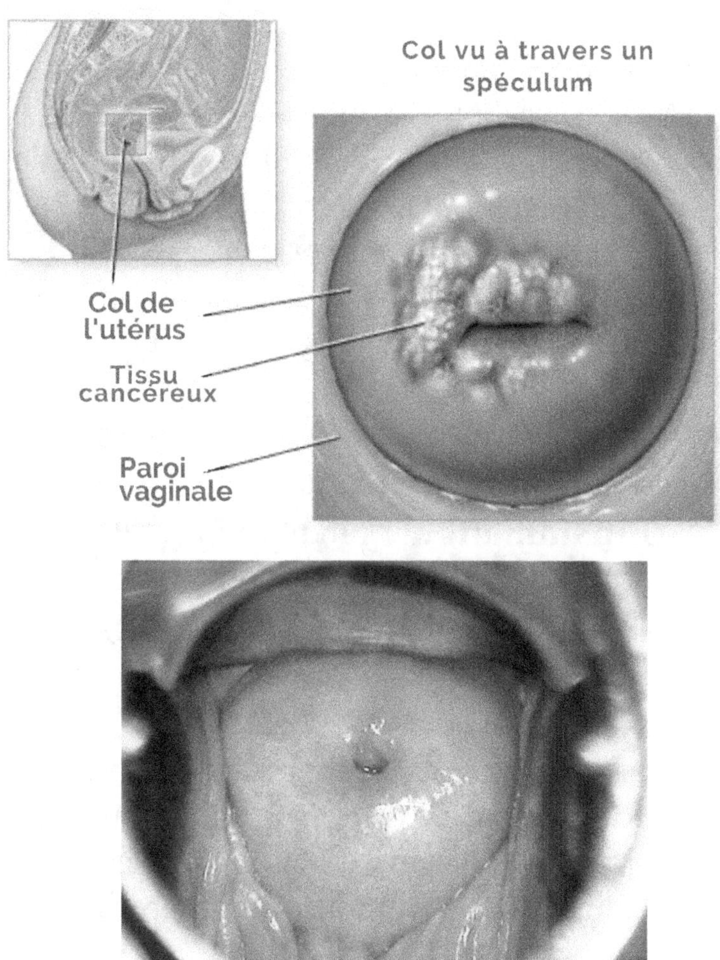

Article 5
Diagnostic du cancer du col de l'utérus

Avant de diagnostiquer le cancer du col de l'utérus, des tests de dépistage comme un test Pap sont effectués pour détecter les premiers cas de la maladie avant que les symptômes ne se manifestent. Lors de cet examen, un médecin prélève des cellules du canal cervical et les examine au microscope afin d'identifier toute altération de l'apparence des cellules cervicales pouvant indiquer le développement potentiel d'un cancer du col de l'utérus ou des signes d'infection par le VPH. Les différents changements pouvant être observés inclure:

- **Cellules normales** Cellules cervicales saines sans signes d'anomalies.

- **Inflammation**: Modifications des cellules provoquées par une infection ou une irritation.

- Cellules squameuses atypiques: légers changements dans la forme et la taille des cellules squameuses.

- **Lésion intra épithéliale squameuse de haut grade (HSIL):** Modifications plus graves des cellules squameuses pouvant indiquer des conditions précancéreuses.

- **Lésion intra épithéliale squameuse de bas grade (LSIL)** Anomalies mineures des cellules squameuses, souvent associées à une infection par le VPH.
- **Cancer épidermoïde:** La présence de cellules cancéreuses dans le col de l'utérus.
- **Adénocarcinome in situ:** Cancer à un stade précoce dans les cellules glandulaires du col de l'utérus.

Les résultats du test Pap guident les décisions diagnostiques et thérapeutiques ultérieures. Des tests Pap réguliers sont essentiels à la détection précoce et à la prévention du cancer du col de l'utérus.

Colposcopie:

Une colposcopie est généralement réalisée en conjonction avec un frottis PAP pour examiner visuellement la partie inférieure de l'utérus à la recherche de toute croissance anormale visible ou de tout changement dans le col de l'utérus. Test HPV : ce test est effectué pour identifier la présence du virus du papillome humain (VPH) et déterminer la souche spécifique responsable de l'infection. Si l'infection est causée par les souches 6 et 11 du VPH, le risque de développement d'un cancer est faible et peut entraîner la formation de verrues génitales, qui disparaissent souvent d'elles-mêmes.

Cependant, si la souche détectée est 16 ou 18, le risque de malignité augmente et le patient nécessite une surveillance étroite. En cas d'atteinte cervicale étendue, les examens d'imagerie suivants sont utilisés pour évaluer la propagation des cellules cancéreuses :

- Tomodensitométrie
- IRM
- TEP-CT
- Radiographie pulmonaire

Ces procédures de diagnostic aident à déterminer le stade et l'étendue du cancer du col de l'utérus, guidant ainsi les décisions de traitement appropriées.

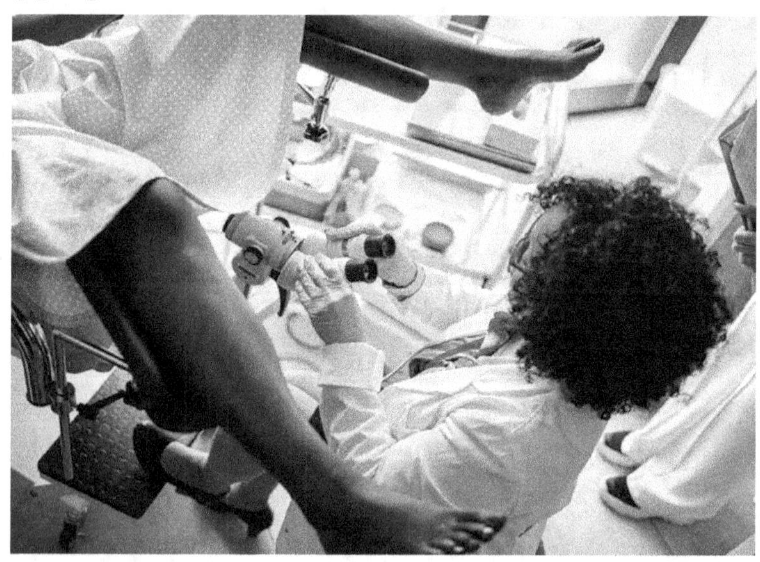

Article 6

Traitement du cancer du col de l'utérus - Briefing

Le protocole de traitement varie en fonction du stade de développement du cancer, de sa propagation, de la taille de la partie du col impliquée et de l'état de santé général de la patiente.

- Aux stades précancéreux: Seule la partie affectée du col est généralement retirée au laser ou par diathermie et le reste du col est laissé tel quel.

Les procédures couramment utilisées sont la LLETZ (Laser Loop Excision de la zone de transformation) où une boucle métallique chauffée est utilisée pour éliminer toutes les cellules anormales.

La deuxième méthode utilisée est la biopsie conique, où un tissu en forme de cône contenant des cellules anormales est retiré.

- En cas de cancer invasif, une ablation partielle du col de l'utérus ou une ablation complète du col de l'utérus ainsi que de l'utérus peuvent être pratiquées (hystérectomie).
- En cas de métastases systémiques, une chimiothérapie et une radiothérapie sont

administrées pour tuer les cellules métastases
à distance.

- Les ganglions lymphatiques peuvent être
  retirés avec les organes infiltrés
- Thérapie ciblée: des médicaments comme
  Avastin (Bevacizumab), spécialement ciblés
  contre les cellules cancéreuses du col de
  l'utérus, peuvent être administrés.

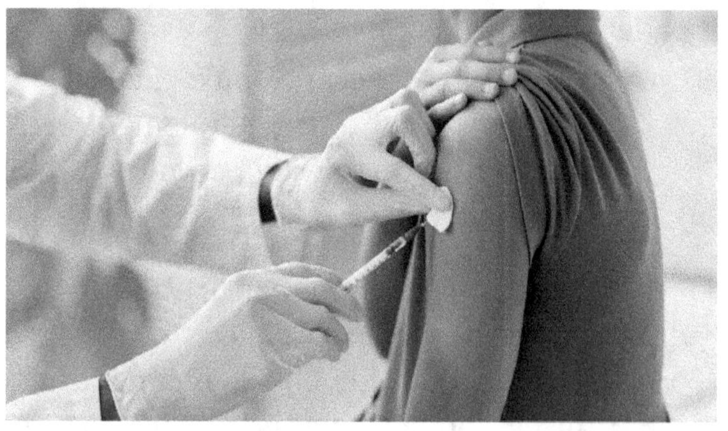

Posologie du vaccin administré

Approches cliniques détaillées du traitement et de la gestion du cancer du col de l'utérus

Immunisation

Le vaccin 9-valent contre le VPH (Gardasil 9 [9 HPV]) est disponible aux États-Unis pour diminuer le risque de certains cancers et lésions précancéreuses chez les hommes et les femmes. Le vaccin 9v HPV couvre les sous-types de VPH 6, 11, 16, 18, 31, 33, 45, 52 et 58. Cervarix (2 HPV) et Gardasil (4 HPV) ont été arrêtés aux États-Unis en octobre 2016.

On estime que le vaccin 9v HPV peut augmenter la prévention des lésions épidermoïdes intraépithéliales cervicales de haut grade dans jusqu'à 90 % des cas par rapport au vaccin quadrivalent contre le VPH. [5]

Traitement par étapes

Le traitement du cancer du col de l'utérus varie selon le stade de la maladie. Pour le cancer invasif précoce, la chirurgie est le traitement de choix. Dans les cas plus avancés, la radiothérapie associée à la chimiothérapie constitue actuellement la norme de soins. Chez les patients atteints d'une maladie disséminée, la chimiothérapie ou la radiothérapie apportent une palliation aux symptômes. Le traitement du cancer du col de l'utérus nécessite souvent une approche multidisciplinaire. L'intervention d'un gynécologue-oncologue, d'un radio-oncologue et d'un oncologue médical peut être nécessaire.

Le traitement du cancer du col de l'utérus varie selon le stade de la maladie. Pour le cancer invasif précoce, la chirurgie est le traitement de choix.

Dans les cas plus avancés, la radiothérapie associée à la chimiothérapie constitue actuellement la norme de soins. Chez les patients atteints d'une maladie disséminée, la chimiothérapie ou la radiothérapie apportent une palliation aux symptômes. (Voir Traitement et médicaments.)

Thérapie par étapes

Cancer de stade 0

Le carcinome in situ (stade 0) est traité par des mesures locales d'ablation ou d'excision telles que la cryochirurgie, l'ablation au laser et l'excision de l'anse. L'ablation chirurgicale est préférable dans la mesure où elle permet une évaluation pathologique plus approfondie pour exclure une maladie microinvasive. Après traitement, ces patients nécessitent une surveillance à vie.

Cancer de stade IA1

Le traitement de choix pour la maladie de stade IA1 est la chirurgie. L'hystérectomie totale, l'hystérectomie radicale et la conisation sont des procédures acceptées. Le curage ganglionnaire n'est pas nécessaire si la profondeur de l'invasion est inférieure à 3 mm et qu'aucune invasion lymphovasculaire n'est constatée.

Patients sélectionnés atteints d'une maladie de stade IA1 mais sans invasion de l'espace lymphovasculaire qui souhaitent maintenir la fertilité peuvent subir une conisation thérapeutique avec un suivi étroit, comprenant une cytologie, une colposcopie et un curetage endocervical. Les patients présentant des pathologies comorbides qui ne sont pas candidates à une intervention chirurgicale peuvent être traités avec succès par radiothérapie.

Selon les lignes directrices du National Comprehensive Cancer Network (NCCN), la radiothérapie pelvienne est actuellement une recommandation de catégorie 1 pour les femmes atteintes d'une maladie de stade IA et de ganglions lymphatiques négatifs après une intervention chirurgicale et qui présentent des facteurs de risque élevés (par exemple, une grosse tumeur primitive, une invasion stromale profonde, ou invasion de l'espace lymphovasculaire).

Cancer de stade IA2, IB ou IIA

Pour les patients atteints d'une maladie de stade IB ou IIA, il existe 2 options de traitement :

- Rayonnement externe combiné avec curiethérapie
- Hystérectomie radicale avec lymphadénectomie pelvienne bilatérale

La trachélectomie vaginale radicale avec curage des ganglions lymphatiques pelviens est appropriée pour la préservation de la fertilité chez les femmes atteintes d'une maladie de stade IA2 et celles de stade IB1 dont les lésions mesurent 2 cm ou moins. [6]Les principaux problèmes de grossesse après trachélectomie sont le travail prématuré et la nécessité de subir une césarienne pour l'accouchement.

Dans une revue rétrospective de 62 patientes atteintes d'un carcinome cervical de stade IB1 ayant subi une tentative de trachélectomie radicale et une imagerie par résonance magnétique (IRM) préopératoire, Lakhman et al ont découvert que l'IRM pré-trachélectomie aidait à identifier les patientes à haut risque susceptibles de nécessiter une hystérectomie radicale et aidait confirmer l'absence de tumeur résiduelle après une biopsie par cône avec des marges négatives. Une taille de tumeur de 2 cm ou plus et une invasion stromale cervicale profonde à l'IRM étaient associées à un risque accru de hystérectomie radicale.

La plupart des études rétrospectives ont montré des taux de survie équivalents pour la trachélectomie et l'hystérectomie, bien que ces études soient généralement erronées en raison de biais de sélection des patientes et d'autres facteurs aggravants. Cependant, une étude de 2008 a montré des taux de survie globale et sans maladie identiques pour les 2 procédures.

Les directives chirurgicales actuelles pour les cancers du col de l'utérus de stade IA2 à IIA autorisent l'utilisation de techniques mini-invasives, telles que les techniques laparoscopiques traditionnelles et laparoscopiques assistées par robot, dans la prise en charge chirurgicale de ces tumeurs. En effet, il a été démontré que ces procédures moins morbides sont tout aussi efficaces pour obtenir des marges chirurgicales et une dissection ganglionnaire adéquate tout en possédant l'avantage supplémentaire de temps de récupération postopératoire plus courts.

Une analyse des femmes de la base de données Surveillance, Epidemiology, and End Results (SEER) ayant subi une hystérectomie radicale avec lymphadénectomie a révélé que les patientes atteintes d'un cancer du col de l'utérus à un stade précoce sans ganglions et ayant subi une lymphadénectomie plus étendue avaient amélioré leur survie. Comparés aux patients ayant subi l'ablation de moins de 10 ganglions, les patients ayant subi l'ablation de 21 à 30 ganglions étaient 24 % moins susceptibles de mourir de leur tumeur, et ceux chez qui plus de 30 ganglions avaient été retirés avaient 37 % moins de risques de mourir.

L'irradiation postopératoire du bassin réduit le risque de récidive locale chez les patients présentant des facteurs de risque élevés (c'est-à-dire ganglions pelviens positifs, marges chirurgicales positives et maladie paramétrique résiduelle). Un essai randomisé a montré que les patients présentant une atteinte paramétrique, des ganglions pelviens positifs ou des marges chirurgicales positives bénéficient d'une combinaison postopératoire de chimiothérapie contenant du cisplatine et d'irradiation pelvienne. La radiothérapie postopératoire est également recommandée chez les patients présentant au moins 2 facteurs de risque intermédiaires (dont une taille de tumeur supérieure à 2 cm, une invasion stromale profonde ou une invasion de l'espace lymphovasculaire). Pour les patients atteints d'un cancer IB2 ou IIA et de tumeurs de plus de 4 cm, la radiothérapie et la chimiothérapie sont sélectionnées dans la plupart des cas. Des risques sont associés à la thérapie combinée, mais bon nombre de ces patientes répondront à des critères de risque intermédiaire ou élevé après une hystérectomie radicale et sont donc de bonnes candidates pour cette approche.

Cancer de stade IIB, III ou IVA

Pour le carcinome cervical localement avancé (stades IIB, III et IVA), la radiothérapie a été le traitement de choix pendant de nombreuses années. La radiothérapie commence par une série de rayonnements externes visant à réduire la masse tumorale et ainsi permettre une application intracavitaire ultérieure. La curiethérapie est administrée au moyen d'applicateurs de postcharge placés dans la cavité utérine et le vagin.

De plus, les résultats d'essais cliniques randomisés prospectifs de grande envergure et bien menés ont démontré une amélioration spectaculaire de la survie lorsque la chimiothérapie est associée à la radiothérapie. Par conséquent, l'utilisation d'une chimiothérapie à base de cisplatine en association avec une radiothérapie est devenue la norme de soins pour la prise en charge primaire des patientes atteintes d'un cancer du col de l'utérus localement avancé.

Stade IVB et cancer récurrent

La thérapie individualisée est utilisée à titre palliatif. La radiothérapie est utilisée seule pour contrôler les saignements et la douleur, tandis que la chimiothérapie systémique est utilisée pour traiter les maladies disséminées. En cas de maladie récurrente, le choix du traitement est influencé par les traitements précédemment utilisés.

Le traitement des récidives pelviennes après une prise en charge chirurgicale primaire doit inclure une chimiothérapie et une radiothérapie en monothérapie, et le traitement des récidives ailleurs doit inclure une chimiothérapie combinée. En cas de récidive pelvienne centrale après radiothérapie, une hystérectomie radicale modifiée (si la récidive est inférieure à 2 cm) ou une extension pelvienne doivent être entreprises.

Pour les maladies récidivantes après une chimiothérapie et une radiothérapie, un intervalle sans maladie de plus de 16 mois est considéré pour désigner la tumeur comme sensible au platine. La norme de soins dans ces cas est la chimiothérapie avec un doublet de paclitaxel et de cisplatine à base de platine.

Le NCCN recommande également le docétaxel, la gemcitabine, l'ifosfamide, le 5-fluorouracile, la mitomycine, l'irinotécan et le topotécan comme candidats possibles pour un traitement de deuxième intention (recommandation de catégorie 2B), ainsi que le pemetrexed et la vinorelbine (recommandation de catégorie 3). De plus, le bevacizumab en monothérapie est également acceptable.

Le traitement par bevacizumab plus cisplatine et paclitaxel ou topotécan et paclitaxel a été approuvé par la FDA en août 2014 pour le cancer du col de l'utérus persistant, récurrent ou métastatique. Une amélioration statistiquement significative de la survie globale (SG) et une augmentation du taux de rétrécissement de la tumeur ont été observées chez les femmes traitées par bevacizumab plus chimiothérapie par rapport à la chimiothérapie seule.

Cependant, l'hypertension, les événements thromboemboliques et les fistules gastro-intestinales étaient plus élevés dans le groupe bevacizumab. Le bevacizumab/paclitaxel/cisplatine ou topotécan est considéré comme un schéma thérapeutique de première intention pour le cancer du col de l'utérus récidivant ou métastatique.

Les récidives survenant dans un champ préalablement irradié ou après un intervalle sans maladie de moins de 16 mois sont moins susceptibles de répondre aux thérapies ultérieures. Par conséquent, les patients présentant de telles récidives devraient être fortement encouragés à participer aux essais cliniques. Des efforts particuliers doivent être déployés pour garantir qu'ils reçoivent des soins palliatifs complets, y compris un contrôle adéquat de la douleur.

En juin 2018, la FDA a approuvé le pembrolizumab pour le traitement du cancer du col de l'utérus récurrent ou métastatique avec progression de la maladie pendant ou après la chimiothérapie chez les patientes dont les tumeurs expriment PD-L1 (CPS 1 ou supérieur), comme déterminé par un test approuvé par la FDA. L'approbation était basée sur l'essai clinique KEYNOTE-158 (n = 98). Pour les 77 patients dont les tumeurs exprimaient PD-L1 avec un taux de réponse complète (CRR) de 1 ou plus, le taux de réponse global (ORR) était de 14,3 %, avec un CRR de 2,6 % et un taux de réponse partielle de 11,7 %. Parmi les 11 patients répondeurs, la durée médiane de réponse (DoR) n'était pas encore atteinte (plage : 4,1 à 18,6+ mois) et 91 % ont présenté une DoR de 6 mois ou plus. La durée médiane de suivi était de 11,7 mois (extrêmes : 0,6 à 22,7 mois).

Le pembrolizumab a également obtenu une approbation accélérée pour le traitement des tumeurs solides non résécables ou métastatiques à charge mutationnelle élevée (TMB-H) [$\geq$10 mutations/mégabase (mut/Mb)] chez les patients qui ont progressé après un traitement antérieur et qui n'ont pas d'options de traitement alternatives.

L'approbation était basée sur les résultats d'une analyse rétrospective prospective de 10 cohortes de patients précédemment traités atteints de diverses tumeurs solides TMB-H non résécables ou métastatiques, inscrits dans un essai multicentrique, non randomisé et ouvert, KEYNOTE-158. Parmi les 13 % de patients identifiés comme TMB-H, définis comme TMB ≥10 mut/Mb, l'ORR de ces patients était de 29 %, avec un CRR de 4 % et un taux de réponse partielle de 25 %. La DoR médiane n'a pas été atteinte, avec 57 % des patients ayant des durées de réponse ≥ 12 mois et 50 % des patients ayant des durées de réponse ≥ 24 mois. [93]

Complications de la thérapie

- **Complications liées aux radiations:** Pendant la phase aiguë de la radiothérapie pelvienne, les tissus normaux environnants (par exemple, les intestins, la vessie et la peau périnéale) sont souvent affectés. Les effets gastro-intestinaux (GI) indésirables aigus comprennent la diarrhée, les crampes abdominales, l'inconfort rectal et les saignements. La diarrhée peut généralement être contrôlée en administrant du lopéramide ou du sulfate d'atropine. De petits lavements contenant des stéroïdes sont prescrits pour soulager les symptômes de la proctite. Une cystite urétrite peut également survenir, entraînant une dysurie, une fréquence et une nycturie. Les antispasmodiques sont souvent utiles pour soulager les symptômes. L'urine doit être examinée pour détecter une éventuelle infection. Si une infection des voies urinaires (IVU) est diagnostiquée, un traitement doit être instauré sans délai. Une bonne hygiène cutanée doit être maintenue pour le périnée. Une lotion topique doit être utilisée en cas d'érythème ou de desquamation. Les séquelles tardives de la radiothérapie apparaissent généralement 1 à 4 ans après le traitement. Les séquelles majeures comprennent une sténose rectale ou vaginale, une occlusion de l'intestin grêle, une malabsorption, une entérite radiique et une cystite chronique.

- **Complications chirurgicales:** La complication la plus fréquente de l'hystérectomie radicale est un dysfonctionnement urinaire résultant d'une dénervation partielle du muscle détrusor. D'autres complications comprennent un vagin raccourci, une fistule urétéro-vaginale, une hémorragie, une infection, une occlusion intestinale, une sténose et une fibrose de l'intestin ou du côlon rectosigmoïde, ainsi que des fistules vésicales et rectovaginales. Des procédures invasives (par exemple, néphrostomie ou colostomie de dérivation) sont parfois pratiquées dans ce groupe de patients pour améliorer leur qualité de vie.

Nutrition

Une bonne nutrition est importante pour les patientes atteintes d'un cancer du col de l'utérus. Tout doit être fait pour encourager et fournir une consommation alimentaire orale adéquate. Les suppléments nutritionnels (par exemple, Ensure [Abbott Nutrition, Columbus, OH] ou Boost [Nestlé HealthCare Nutrition, Fremont, MI]) sont utilisés lorsque les patients ont subi une perte de poids significative ou ne peuvent pas tolérer une alimentation régulière en raison de nausées causées par la radiothérapie ou la chimiothérapie. Chez les patients souffrant d'anorexie sévère, des stimulants de l'appétit tels que le mégestrol peuvent être prescrits.

Pour les patients qui ne peuvent tolérer aucune prise orale, des sondes de gastrostomie endoscopiques percutanées sont placées pour une supplémentation nutritionnelle. Chez les patients présentant une occlusion intestinale étendue résultant d'un cancer métastatique, une hyperalimentation est parfois utilisée.

Prévention de l'infection par le virus du papillome humain

L'infection par le virus du papillome humain (VPH) est généralement transmise sexuellement, bien que de rares cas aient été signalés chez des vierges. L'utilisation du préservatif ne peut pas empêcher la transmission. Une étude réalisée sur un modèle murin par Roberts et al. a révélé qu'un spermicide vaginal largement utilisé, le nonoxynol-9, augmentait considérablement la sensibilité à l'infection par le VPH, tandis que le carraghénane, un polysaccharide présent dans certains lubrifiants vaginaux, prévenait l'infection.

Un vaccin contre le VPH est disponible aux États-Unis. Un vaccin neufvalent contre le VPH (Gardasil 9, 9vHPV) est indiqué pour les femmes âgées de 9 à 45 ans pour prévenir le cancer du col de l'utérus (ainsi que les verrues génitales et le cancer anal) ; en plus de la couverture des types HPV 6, 11, 16 et 18, elle couvre les types HPV 31, 33, 45, 52 et 58. Les autres vaccins contre le VPH (2 HPV [Cervarix], 4 HPV [Gardasil]) ne sont plus disponibles aux États-Unis.

Le vaccin 9v PV est approuvé par la FDA pour la vaccination systématique contre le VPH des femmes et des hommes âgés de 9 à 45 ans. La série de vaccinations peut être commencée dès l'âge de 9 ans. La vaccination de rattrapage est recommandée pour les femmes âgées de 13 à 26 ans qui n'ont pas été vaccinées auparavant ou qui n'ont pas terminé la série complète. Le vaccin 9v HPV peut être proposé en série de 2 doses pour les enfants et jeunes adolescents âgés de 9 à 14 ans.

Le dépistage du cancer du col de l'utérus doit se poursuivre chez les femmes vaccinées, en suivant les mêmes directives que chez les femmes non vaccinées. [3]Ces vaccins n'offrent pas une protection complète contre le cancer du col de l'utérus ; les types de VPH oncogènes autres que 16 et 18 représentent environ 30 % des cas, et la protection croisée peut n'être que partielle. De plus, tous les patients vaccinés ne peuvent pas répondre efficacement au vaccin, en particulier s'ils ne reçoivent pas les trois doses ou s'ils reçoivent les doses à des intervalles de temps qui ne sont pas associés à l'efficacité.

Enfin, la durée de protection avec ces vaccins n'a pas encore été déterminée. Les preuves disponibles suggèrent que l'immunité contre l'infection par les types de VPH couverts par ces vaccins persistera pendant au moins 6 à 8 ans. mais un suivi continu sera nécessaire pour déterminer si une vaccination sera nécessaire.

La sécurité des vaccins contre le VPH est un sujet profondément controversé. Le suivi d'importantes populations de patients ayant participé aux essais cliniques de phase 3 a montré que les deux vaccins contre le VPH approuvés par la FDA sont extrêmement sûrs. Cependant, des articles dans les médias populaires ont détaillé des cas de jeunes femmes atteintes de maladies dévastatrices attribuées aux vaccins.

Dans le cadre de la surveillance de l'innocuité du vaccin quadrivalent contre le VPH après l'homologation, 6,2 % de tous les rapports au Système de notification des événements indésirables liés aux vaccins (VAERS) décrivaient des événements indésirables graves, notamment des lésions neurologiques (p. ex., syndrome de Guillain-Barré) et 32 rapports de décès. En comparaison avec d'autres vaccins, les taux de la plupart de ces événements indésirables n'étaient pas supérieurs aux taux de base, mais les cas de syncopes et d'événements thromboemboliques veineux ont été signalés de manière disproportionnée.

Article 7
Prévention du cancer du col de l'utérus

Une personne contracte le cancer du col de l'utérus en raison d'une infection à long terme par le virus du papillome humain (VPH), un virus qui se transmet généralement d'une personne à une autre lors d'activités sexuelles ou même par contact peau à peau. Le VPH est un type courant d'infection sexuellement transmissible (IST) comprenant plus de 30 souches différentes pouvant affecter les organes génitaux humains. Bien que de nombreuses personnes sexuellement actives courent un risque de contracter le VPH, seul un très petit nombre d'entre elles recevront éventuellement un diagnostic de cancer du col de l'utérus.

La meilleure façon de traiter rapidement le cancer du col de l'utérus est de le détecter précocement via des dépistages cervicaux. Une vaccination précoce avec le vaccin contre le VPH améliore également les chances d'une personne à long terme.

Au-delà des dépistages précoces et de la vaccination, que pouvez-vous faire d'autre pour prendre soin de votre col de l'utérus ? Parfois, même des mesures simples et des modifications de votre mode de vie peuvent grandement contribuer à préserver la santé de votre col de l'utérus.

Vous trouverez ci-dessous certains facteurs susceptibles de réduire les risques de développement d'un cancer, tels que :

- Vaccin contre le VPH (les vaccins bivalents, quadrivalents et multivalents contre divers sous-types de VPH sont connus pour réduire considérablement le risque de développement de cancer)
- Maintien d'une alimentation saine
- Pratiquez des relations sexuelles protégées en utilisant des préservatifs
- Pratique Rapports sexuels protégés: L'utilisation d'un préservatif pendant une activité sexuelle contribue à réduire le risque de contracter ou de propager le VPH.
- Limitez le nombre de partenaires sexuels: vous pouvez toujours courir un risque plus élevé de contracter le VPH.
- Arrêter de fumer: Le tabagisme est un facteur de risque connu pouvant causer le cancer du col de l'utérus ; les fumeurs sont deux fois plus susceptibles de développer un cancer du col de l'utérus que les non-fumeurs.
- Faites-vous tester pour les IST: les IST peuvent également ne pas provoquer de symptômes, des

dépistages réguliers peuvent donc être utiles pour prévenir tout risque futur de cancer du col de l'utérus. Si vous craignez que vous ou votre partenaire ayez une IST, ou si ce n'est pas le caspratique rapports sexuels protégés, envisagez de vous faire dépister immédiatement.

- Rendez-vous de suivi: assurez-vous de ne pas les manquer, car les procédures de suivi peuvent être bénéfiques pour détecter les signes avant-coureurs avant que cela ne devienne grave. Assurez-vous de suivre les conseils du médecin et posez des questions si vous avez besoin d'éclaircissements sur quelque chose.

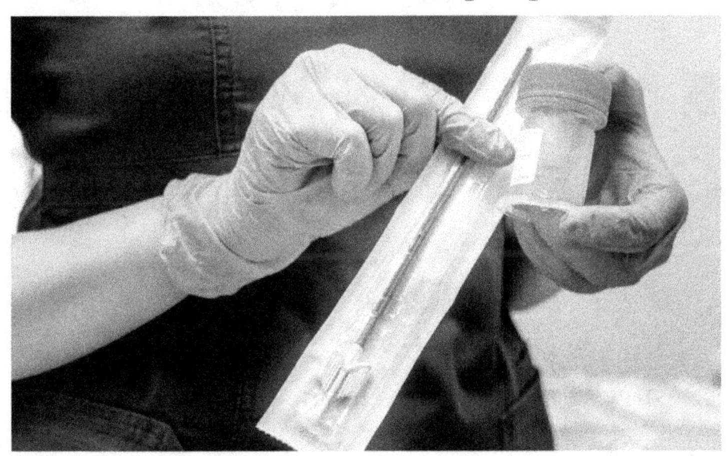

Dépistage du cancer du col de l'utérus : état actuel des tests.

Article 8
Mythes et faits sur le cancer du col de l'utérus

Malgré une prise de conscience croissante de la nature du cancer du col de l'utérus, certains segments de la société continuent de perpétuer les mythes et les idées fausses sur le cancer du col de l'utérus, en particulier en ce qui concerne les personnes diagnostiquées.

Stigmatisation envers les survivants

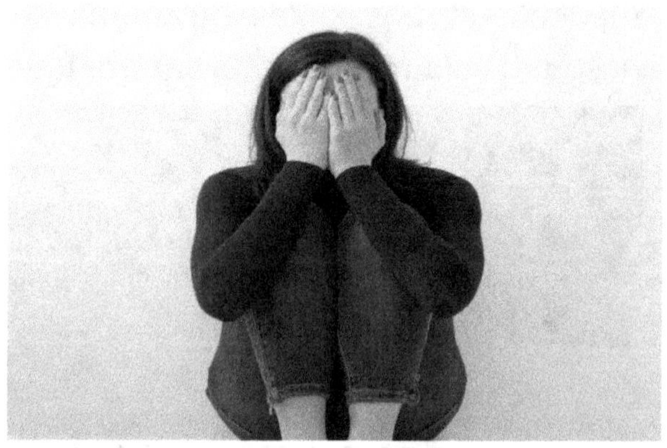

Une grande partie de la stigmatisation envers les survivantes du cancer du col de l'utérus provient de l'association du virus HPV avec l'activité sexuelle.

Pour la plupart des gens, l'hypothèse est que le fait d'avoir le VPH est un signe certain de promiscuité et/ou d'infidélité. En conséquence, les femmes risquent d'être rejetées ou maltraitées par d'autres si la nature de leur maladie est connue.

De nombreuses femmes peuvent refuser de se soumettre à un dépistage du cancer du col de l'utérus, même si elles ne courent aucun risque de développer la maladie, tout cela parce que l'association d'un dépistage les met automatiquement dans une position « honteuse ».

Une grande partie de la stigmatisation dirigée contre les survivantes provient d'un manque de sensibilisation et de compréhension du cancer du col de l'utérus.

En fait, le plus grand obstacle à la prévention du cancer du col de l'utérus vient du refus des femmes de se soumettre à un dépistage précoce, principalement en raison des préjugés de longue date à l'égard des survivantes du cancer du col de l'utérus, ainsi que de la possibilité d'autres facteurs – tels que les abus sexuels – qui ne sont pas mis en lumière. . Le fait qu'une question courante posée lorsqu'une personne reçoit un diagnostic de cancer du col de l'utérus soit « Combien de partenaires sexuels avez-vous eu ? » n'aide pas.

Il est donc essentiel d'améliorer la sensibilisation de la société au cancer du col de l'utérus afin d'en finir avec le cancer.stigmatisation cela dure depuis si longtemps. Les programmes tels que les campagnes d'éducation médicale ne sont que quelques-uns des moyens de s'attaquer de front à la racine du problème.

Mythe 1:

Avoir le VPH garantit un diagnostic de cancer du col de l'utérus

Fait: Pas vrai

- *Il existe de nombreux types de VPH, mais tous ne provoquent pas le cancer du col de l'utérus. Dans certains cas, votre système immunitaire peut se débarrasser du virus en un à deux ans environ. 80 à 90 pour cent des femmes ne souffriront d'aucune complication à long terme. En dehors de cela, le virus HPV peut persister et devenir dormant, persistant dans le corps d'une personne pendant un certain temps avant de commencer à provoquer une multiplication incontrôlable des cellules du col de l'utérus. La plupart des changements provoqués par le VPH se produisent sans votre intervention réalisée jusqu'à ce que vous soyez examiné. Si elles ne sont pas traitées, ces modifications peuvent éventuellement provoquer un cancer du col de l'utérus.*

Mythe 2:

Le cancer du col de l'utérus est héréditaire

Fait: Pas vrai

- *Contrairement au cancer du sein ou des ovaires, le cancer du col de l'utérus n'est pas héréditaire. Elle est causée principalement par le virus HPV. Les dépistages précoces et la vaccination contre le VPH chez les enfants sont les meilleurs moyens de prévenir l'apparition et la progression de la maladie.*

Mythe 3:

Seules les femmes ayant plusieurs partenaires sont atteintes d'un cancer du col de l'utérus

Fait: Pas vrai

- *Ce mythe particulièrement ancien a été une source importante de stigmatisation envers les survivants. La principale cause du cancer du col de l'utérus est le VPH, qui peut se propager à une personne même si elle n'a qu'un seul partenaire ou si elle n'est pas très active sexuellement. Tant que le VPH persiste dans le corps pendant une longue période, il peut éventuellement faire évoluer les anomalies du col de l'utérus vers un cancer du col de l'utérus. Les rapports sexuels protégés vous protègent du risque de contracter le VPH, mais toute peau non protégée peut quand même permettre au VPH de se transmettre à une autre personne (puisque le virus se propage par contact peau à peau).*

Mythe 4:

Aucun dépistage n'est nécessaire pour ceux qui sont vaccinés/non sexuellement actifs

Fait: Pas vrai

- *Les personnes atteintes du VPH peuvent ne présenter aucun symptôme (cas asymptomatiques), ce qui rend difficile de savoir si une personne présente ou non un risque de cancer du col de l'utérus. Grâce au dépistage cervical, les médecins peuvent rechercher des signes ou des marqueurs de toute anomalie dans votre col de l'utérus et prendre les mesures nécessaires pour l'empêcher de se propager ou atténuer les dommages qu'il a causés au corps. Même si le vaccin contre le VPH s'avère efficace pour protéger les jeunes filles du VPH, des dépistages réguliers restent recommandés, d'autant plus que le vaccin ne protège pas contre toutes les formes de VPH. Il est également important de se rappeler que tous les VPH ne provoquent pas le cancer. Quoi qu'il en soit, une femme peut toujours courir le risque de contracter un type de VPH cancérigène avant de recevoir le vaccin.*

Mythe 5:

Le cancer du col de l'utérus ne peut être évité

Fait: Pas vrai

- *Les dépistages précoces du col de l'utérus et les vaccinations contre le VPH sont les moyens de prévention les plus efficaces, soit pour détecter une infection au VPH avant qu'elle ne puisse évoluer vers un cancer du col de l'utérus, soit pour la prévenir à un âge précoce. Le VPH peut entraîner certaines complications qui peuvent être traitées avec des médicaments, mais qui peuvent être évitées grâce au vaccin contre le VPH.*

Mythe 6:

Les dépistages cervicaux sont douloureux

Fait: Pas vrai

- *Le but d'un dépistage cervical est de détecter tout changement cellulaire précancéreux dans le col de l'utérus. Il s'agit d'un test pour rechercher toute infection par le VPH ou d'un test Pap (également appelé test Pap) qui prélève un échantillon de cellules cervicales pour rechercher des signes pouvant conduire à un cancer du col de l'utérus ; dans certains cas, un co-test impliquant les deux tests peut être effectué. Le dépistage implique l'utilisation d'un appareil appelé spéculum, qu'un médecin utilisera pour ouvrir doucement votre vagin afin d'inspecter le col de l'utérus. Une brosse douce et étroite ou un instrument en forme de spatule peut être utilisé pour collecter des échantillons cellulaires, qui sont envoyés au laboratoire pour analyse. Lorsque le spéculum est utilisé, certaines femmes peuvent ressentir un certain inconfort. Si vous ressentez une douleur, assurez-vous d'en informer l'infirmière qui vous accompagne (ou le médecin) et elle fera tout ce qu'elle peut pour vous aider à soulager la douleur ; si besoin est, ils utilisent un spéculum plus petit. La procédure ne prend que 30 secondes maximum et vous serez informé à chaque étape de ce qu'ils font pour vous aider à atténuer vos inquiétudes. Vous pouvez également demander l'arrêt de la procédure si vous vous sentez mal à l'aise ou si vous ressentez une douleur. Dans le cadre de sa mission, la Fondation ROSE a introduit un test de dépistage à faire soi-même qui ne prend que cinq minutes. Cet autotest est une procédure simple et pratique que vous pouvez effectuer vous-même avec un minimum de complications et sans douleur, et vous pourrez obtenir les résultats dans un délai de trois semaines.*

Mythe 7:

Les dépistages cervicaux détectent également d'autres cancers

Fait: Pas vrai

- *1 personne sur 5 croit à tort qu'un dépistage du cancer du col de l'utérus permet de détecter le cancer de l'ovaire ou d'autres types d'IST. La réalité est que les dépistages cervicaux sont des outils préventifs permettant de détecter à un stade précoce des changements cellulaires anormaux dans le col de l'utérus qui pourraient provoquer un cancer du col de l'utérus.*

Mythe 8:

Les dépistages cervicaux protègent les femmes du cancer du col de l'utérus

Fait: En partie vrai

- *Les dépistages cervicaux sont une méthode efficace pour réduire le risque de cancer du col de l'utérus. Il est important de noter que vous pouvez prendre des mesures pour réduire considérablement le risque de cancer du col de l'utérus, mais prévenir les infections au VPH n'est pas aussi simple. Les vaccins vous protègent contre le VPH, mais pas contre tous les types de VPH à haut risque. Vous pouvez considérer les dépistages cervicaux et la vaccination contre le VPH comme première intention.la défense contre le cancer du col de l'utérus.*

Mythe 9:

Les survivantes du cancer du col de l'utérus ne peuvent pas tomber enceintes

Fait: Pas vrai

- *Les infections au VPH peuvent potentiellement compliquer une grossesse, mais elles n'affectent pas la capacité d'une personne à concevoir. Si, toutefois, il est nécessaire d'éliminer les cellules anormales du col de l'utérus, cela pourrait affecter votre capacité à concevoir ou à atteindre le terme de votre grossesse. Encore une fois, cela ne provoque pas d'infertilité.*

Mythe 10:

Le cancer du col de l'utérus provoque des symptômes

Fait: Pas vrai

- *Dans la majorité des cas, les personnes infectées par le VPH ne présentent aucun signe ou symptôme et l'infection disparaît d'elle-même après un certain temps. Même s'il évolue en cancer du col de l'utérus, il se*

Mythe 11:

Des dépistages cervicaux sont nécessaires chaque année

Fait: En partie vrai

- La fréquence des dépistages dépend de quelques facteurs, tels que votre âge, votre état de santé et le fait que vous ayez déjà eu une infection au VPH. Cependant, vous n'êtes pas nécessairement obligé de passer un dépistage chaque année. Si vous présentez un risque plus élevé de contracter le VPH, vous devrez peut-être subir des dépistages plus fréquents, selon les directives de votre médecin. Mais même si vous n'appartenez pas à la catégorie à haut risque, des dépistages réguliers sont néanmoins recommandés.

Mythe 12:

Le cancer du col de l'utérus ne survient que dans les pays les moins développés

Fait: Pas vrai

- Les infections au VPH et le cancer du col de l'utérus peuvent toucher n'importe qui, quel que soit l'âge, le sexe, la richesse, le statut social ou le niveau d'éducation.

Premières étapes pour prendre soin de votre santé cervicale

Il devient essentiel pour les femmes de bien prendre soin de leur santé cervicale. Encore une fois, nous ne pouvons sous-estimer l'importance de la vaccination contre le VPH et des dépistages précoces du col de l'utérus pour vous protéger, vous et vos proches, contre le cancer du col de l'utérus. Même si la vaccination n'offre pas une couverture complète contre tous les types de VPH, elle vous protège néanmoins, vous et vos proches, des types de VPH les plus courants responsables du cancer du col de l'utérus. Tout niveau de protection reste nécessaire pour une prévention à long terme.

La sensibilisation est également très importante pour garantir que moins de femmes soient atteintes d'un cancer du col de l'utérus plus tard dans la vie. Janvier étant le mois de la sensibilisation à la santé du col de l'utérus, c'est le moment idéal pour sensibiliser au VPH et au cancer du col de l'utérus. Chaque personne joue un rôle dans la démystification des mythes qui ne servent qu'à empêcher les femmes de bénéficier de dépistages et de vaccinations précoces qui pourraient leur sauver la vie. Tant que ces mythes continueront à perpétuer les stigmates envers les survivantes du cancer du col de l'utérus, il sera difficile de parvenir à l'élimination du cancer du col de l'utérus dans le pays. Une meilleure connaissance de la santé peut grandement aider les femmes à mieux prendre soin de leur santé cervicale tout en contribuant à l'élimination du cancer du col de l'utérus à terme.

Article 9
FAQ sur le cancer du col de l'utérus

Les symptômes du cancer du col de l'utérus se manifestent-ils soudainement ?

Les symptômes du cancer du col de l'utérus n'apparaissent généralement pas soudainement. Cependant, une fois ces symptômes apparus, ils ont tendance à persister. Dans de nombreux cas, le cancer du col de l'utérus est asymptomatique, mais certaines femmes peuvent éventuellement présenter des saignements vaginaux anormaux, des pertes vaginales inhabituelles, des douleurs lors des rapports sexuels, des douleurs pelviennes ou lombaires, un gonflement des jambes, etc.

Le cancer du col de l'utérus constitue une préoccupation importante parmi les cancers gynécologiques à l'échelle mondiale. Selon une étude publiée en 2022, il se classe au quatorzième rang parmi tous les types de cancer et est le quatrième cancer le plus répandu chez les femmes dans le monde. Dans cet article, nous verrons si les symptômes du cancer du col de l'utérus apparaissent soudainement et s'il peut être détecté à un stade précoce.

Le cancer du col de l'utérus peut-il être détecté à un stade précoce ?

Les premiers stades du cancer du col de l'utérus sont généralement asymptomatiques, ce qui rend son diagnostic difficile. Les premiers signes du cancer du col de l'utérus mettent souvent plusieurs années à se développer. Le cancer du col de l'utérus a tendance à se développer lentement et sa malignité peut augmenter avec le temps. La progression des cellules précancéreuses vers le cancer du col de l'utérus est un processus graduel, et l'infection par le virus du papillome humain (VPH) peut prendre des années avant de conduire au cancer du col de l'utérus.

Le moyen le plus efficace de détecter le cancer du col de l'utérus à un stade précoce consiste à effectuer des tests de dépistage réguliers. Les tests de dépistage, tels que le test HPV et le test Pap, peuvent identifier les cellules anormales et faciliter un diagnostic précoce. Dans certains cas, les tests HPV et Pap sont effectués ensemble, ce que l'on appelle un co-test. Une détection précoce est cruciale pour une intervention médicale rapide.

Le cancer du col de l'utérus peut-il se développer en un an ?

Le cancer du col de l'utérus n'est généralement pas une maladie qui se développe en un an. C'est un cancer qui peut toucher de nombreuses femmes à un moment ou à un autre de leur vie. Le cancer du col de l'utérus est principalement causé par le virus du papillome humain (VPH), une infection sexuellement transmissible. Il est important de noter que le cancer du col de l'utérus n'est pas héréditaire et ne se transmet pas des parents aux enfants. Le maintien d'une routine sexuelle saine peut aider à réduire le risque de cancer du col de l'utérus.

À quelle vitesse le cancer du col de l'utérus progresse-t-il ?

Le cancer du col de l'utérus progresse lentement et sa malignité a tendance à augmenter avec le temps. Le développement de cellules toxiques en cancer du col de l'utérus est un processus graduel. Il faut plusieurs années pour que le virus du papillome humain (VPH) conduise au cancer du col de l'utérus.

Les modifications du col de l'utérus peuvent commencer dès la vingtaine ou la trentaine, mais le diagnostic réel peut ne pas être posé avant la cinquantaine. Cette lente progression ouvre la voie à une détection et à un traitement précoce. Il est donc essentiel que les femmes subissent des examens de santé réguliers afin d'identifier le plus rapidement possible tout changement anormal. Le test Pap (Papanicolaou) est un outil utile pour les médecins qui soupçonnent un cancer du col de l'utérus. De plus, les femmes doivent être conscientes de tout symptôme inhabituel qui justifierait une visite rapide chez un médecin.

Le cancer du col de l'utérus peut-il provoquer l'infertilité ?

Oui, le cancer du col de l'utérus peut conduire à l'infertilité. Le cancer lui-même peut se propager à l'utérus, ce qui a un impact sur la fertilité. De plus, les traitements du cancer du col de l'utérus, tels que la chirurgie et la radiothérapie, peuvent également entraîner l'infertilité. Par exemple, une hystérectomie radicale, qui est une intervention chirurgicale visant à retirer l'utérus, peut rendre difficile la conception. De plus, la radiothérapie peut endommager l'utérus et interférer avec la production d'ovules dans les ovaires. Ces facteurs combinés peuvent rendre difficile, voire impossible, la naissance d'enfants pour les femmes atteintes d'un cancer du col de l'utérus.

Puis-je avoir un bébé si j'ai un cancer du col de l'utérus ?

Dans certains cas, oui. Des interventions chirurgicales telles que la biopsie par cône et la trachélectomie radicale peuvent permettre aux femmes atteintes d'un cancer du col de l'utérus d'avoir un bébé. La biopsie conique implique l'ablation des tissus cervicaux affectés, tandis que la trachélectomie radicale implique l'ablation de la majeure partie du col et de la partie supérieure du vagin. De plus, un point de suture est placé autour de l'ouverture interne du col pour le fermer définitivement. Ces procédures peuvent faciliter la grossesse, mais il existe un risque légèrement élevé d'accouchement prématuré ou d'avoir un bébé de faible poids à la naissance.

Les symptômes du cancer du col de l'utérus peuvent-ils rendre la grossesse difficile ?

C'est possible. Les symptômes du cancer du col de l'utérus peuvent rendre difficile le maintien d'une grossesse. Le cancer du col de l'utérus peut provoquer des saignements vaginaux anormaux, des pertes vaginales inhabituelles, des douleurs pendant les rapports sexuels, des douleurs pelviennes, un gonflement des jambes, une miction ou des selles irrégulières et du sang dans les urines. Ces symptômes et la maladie elle-même peuvent avoir un impact sur une grossesse.

Les tumeurs du cancer du col de l'utérus sont-elles visibles ou ressenties lors des examens généraux, ou un médecin peut-il les détecter lors d'examens physiques de routine ?

C'est possible, mais généralement, les tumeurs du cancer du col de l'utérus ne sont ressenties ou observées qu'à des stades avancés. Aux premiers stades, ils passent souvent inaperçus car ils ne présentent aucun symptôme visible ou palpable.

Le cancer du col de l'utérus reste souvent non diagnostiqué, surtout à ses débuts. Le facteur de risque le plus courant du cancer du col de l'utérus est le virus du papillome humain (VPH), qui est transmis sexuellement et peut entraîner une néoplasie intraépithéliale du col de l'utérus et un cancer invasif du col de l'utérus. Cet article explore si les tumeurs du cancer du col de l'utérus peuvent être détectées lors d'examens généraux.

Le cancer peut-il être détecté lors des examens généraux de routine ?

Oui c'est possible. Un examen pelvien de routine peut faire suspecter un cancer. Lors d'un examen gynécologique, le médecin évalue les organes reproducteurs. Les personnes subissent souvent des examens ou des examens pelviens réguliers sur la base des recommandations de leur médecin, en particulier si elles présentent des symptômes tels que des pertes vaginales inhabituelles ou des douleurs pelviennes. Si un cancer du col de l'utérus est suspecté, le médecin peut demander un test Pap après l'examen pelvien.

Un test Pap est un outil précieux pour initier l'examen du cancer. Cela peut contribuer à réduire le nombre de cas non diagnostiqués en identifiant rapidement les problèmes potentiels.

Encore une fois, aux stades avancés du cancer du col de l'utérus, une tumeur ou une croissance peut être visible lors des examens physiques généraux. Toutefois, ce n'est pas le cas au début. Le cancer du col de l'utérus passe souvent inaperçu aux premiers stades car il ne présente généralement aucun symptôme. Lors d'un examen pelvien et vaginal, un médecin peut détecter toute croissance anormale en examinant la vulve, le vagin, le col de l'utérus, les ovaires, l'utérus, le rectum et le bassin en quelques minutes. Cependant, il est important de noter qu'un examen pelvien et un test Pap ne font qu'aider le médecin à suspecter un cancer du col de l'utérus et ne constituent pas des tests diagnostiques définitifs pour chaque individu.